AF319196

Cordier (S.)

—

Etude sur le

catarrhe de l'oreille

—

1875

—

ÉTUDE

SUR LE

CATARRHE DE L'OREILLE MOYENNE

DANS LE COURS DE LA ROUGEOLE

ÉTUDE

SUR LE

CATARRHE DE L'OREILLE MOYENNE

DANS LE

COURS DE LA ROUGEOLE

PAR

S. CORDIER,

Docteur en médecine de la Faculté de Paris,
Ex-interne des hôpitaux de Lyon,
Lauréat de l'École de médecine.

———

PARIS

ADRIEN DELAHAYE, LIBRAIRE-ÉDITEUR

PLACE DE L'ÉCOLE-DE-MÉDECINE

—

1875

ÉTUDE

SUR LE

CATARRHE DE L'OREILLE MOYENNE

DANS LE

COURS DE LA ROUGEOLE

INTRODUCTION.

Durant le dernier semestre de notre internat dans les hôpitaux de Lyon, nous avons été témoin, à l'hospice de la Charité, d'une épidémie de rougeole extrêmement meurtrière. Sous les yeux de notre chef de service, le Dr Paul Meynet, nous avons pu faire, en quelques mois, l'autopsie de vingt-trois enfants, qui avaient succombé à divers accidents de cette fièvre éruptive.

Ces examens cadavériques nous ont permis d'observer une complication que les auteurs ont sans doute signalée, mais dont ils n'ont pas, croyons-nous, soupçonné la présence. Chez tous ces enfants, chez tous, quel que fût leur âge, quelle que fût la période de la maladie, nous avons constaté un catarrhe plus ou moins intense de l'oreille moyenne.

C'est ce catarrhe que nous allons succinctement étudier ici, en apportant, comme il convient, des faits à l'appui. Nous ne voulons citer que des observations personnelles; elles sont assez probantes, assez nombreuses, pour nous permettre de tirer des conclusions positives. Au reste, ces faits ont été constatés par notre maître, le Dr Meynet, comme par nous, et nous pourrions ajouter

Cordier.   2

que les examens faits ultérieurement dans le même service ont conduit au même résultat.

Cette inflammation de l'oreille moyenne n'a rien qui puisse étonner dans le cours d'une maladie comme la rougeole, qui provoque toujours une hyperémie plus ou moins manifeste des diverses muqueuses.

C'est cette considération, toute théorique, qui a guidé nos premières recherches.

Nous nous rappelions, d'ailleurs, les leçons d'un de nos maîtres, le D' Horand, chirurgien en chef de l'hospice de l'Antiquaille. Souvent il nous avait fait observer que, parmi les otites, le plus grand nombre se manifestent à la suite des fièvres éruptives. Il était donc bien naturel que notre attention soit particulièrement attirée sur ce point.

Mais ce n'était pas assez d'avoir démontré l'existence de l'otite moyenne, sa très-grande fréquence, il fallait en étudier les symptômes, le processus et surtout le traitement. Nous l'avons fait, en nous efforçant de suivre, jour par jour et pour ainsi dire pas à pas la marche de la lésion.

CHAPITRE PREMIER.

L'inflammation de l'oreille moyenne est-elle une complication fréquente de la rougeole? Telle est la première question qui se pose naturellement à l'esprit. Il est facile d'y répondre par des faits, mais encore faut-il qu'ils soient sainement observés et logiquement interprétés.

Ainsi, il ne suffit pas de constater la présence de produits purulents dans la caisse du tympan, de retrouver sur la muqueuse des lésions inflammatoires évidentes, il est nécessaire de rechercher si l'inflammation est bien sous la dépendance de la rougeole et ne peut pas trouver une autre explication, car elles sont nombreuses les causes qui peuvent provoquer, surtout chez les enfants, une inflammation de l'oreille moyenne.

Comme il est difficile, souvent même impossible, de reconnaître, pendant la vie, la présence d'une otite légère, qui ne se manifeste parfois par aucun symptôme, nous avons tenu compte seulement de celles qu'ont parfaitement démontrées les examens cadavériques.

Sachant combien est fastidieuse la lecture de nombreuses observations, toutes à peu près identiques, nous les avons résumées dans le tableau suivant, qui peut en donner une notion encore suffisamment complète. Les plus importantes sont, du reste, relatées plus en détail dans la suite de ce travail. (Voir tableau, pages 8 et 9.)

Il suffit de jeter un coup d'œil sur ce tableau pour voir que, dans tous les cas, sans exception aucune, l'inflammation a imprimé ses traces dans l'oreille moyenne par des lésions diverses, mais incontestables.

Un tel résultat nous a de prime abord d'autant plus étonné que, d'après les auteurs classiques, nous étions habitué à considérer ces désordres non pas comme la

TABLEAU N° 1.

NOMS.	AGES.	SALLES.	ENTRÉES	MALADIES.	DÉCÈS.	CAUSES DE LA MORT.	AUTOPSIES.
			1873.		1873.		
Dal... (Michel).	3 ans.	Ste-Aline, 31.	19 mai.	Rougeole, à la période d'éruption.	31 mai.	Bronchite capillaire.	Otite interne double, à la 2e période.
Lech... (J.-Marie).	4 ans 1/2.	Ste-Aline, 28.	26 mai.	Rougeole, à la période d'éruption.	8 juin.	Bronchite capillaire.	Otite interne double, à la 2e période.
Test... (Marie).	20 mois.	Ste-Sophie, 19.	16 juin.	Diarrhée. Rougeole.	14 juillet.	Bronchio-pneumon.	Otite interne double, à la 1re période.
Cos... (J.-Marie).	2 ans.	Ste-Sophie, 17.	21 mai.	Rougeole.	22 mai.	Bronchio-pneumon.	Otite interne double, à la 1re période.
Dur... (Cl.-Marie).	2 ans 1/2.	Ste-Aline, 32.	14 mai.	Hydrocéphalée. Diarrhée. Rougeole.	15 juin.	Bronchio-pneumon.	Otite interne double, à la 2e période.
Des... (Pierre).	4 ans.	Ste-Aline, 32.	5 mai.	Rougeole en desquamation.	12 mai.	Diarrhée choléri-forme.	Otite interne double, à la 2e période.
J... (Josep-Séraphin).	6 ans.	Ste-Aline, 14.	21 juillet.	Dysentérie. — Rougeole.	21 août.	Dysentérie..	Otite interne double, à la 2e période.
Sern... (Joseph).	4 ans.	Ste-Aline, 18.	5 mai.	Bronchite capillaire, suite de rougeole.	7 mai.	Bronchite capillaire.	Otite double.
Mou... (Alexandrine).	18 mois.	Ste-Sophie.	1er mai.	Diarrhée. Rougeole.	2 juillet.	Diarrhée.	Otite double, en voie de guérison.
Pros... (Joséphe).	2 ans.	Ste-Sophie. 3.	5 juin.	Rougeole antérieure. Diarrhée.	16 juin.	Bronchite et diarrhée.	Otite double, en voie de guérison.
Cha... (Jean).	21 mois.	Ste-Sophie, 17.	30 avril.	Rougeole antérieure. Diarrhée.	12 juin.	Diarrhée. Bronchite.	Otite double, en voie de guérison; dépôts caséeux.
Butav... (Franç*).	2 ans 1/2.	Ste-Aline, 31.	6 juillet.	Rougeole antérieure. Bronchite.	7 juillet.	Bronchio-pneumon.	Otite double, en voie de guérison; dépôts caséeux.
Lim... (Charles).	4 ans.	Ste-Aline, 2.	26 juin.	Rougeole antérieure. Bronchite.	3 juillet.	Bronchio-pneumon.	Otite double, en voie de guérison; dépôts caséeux.
Phi... (Paul).	4 ans.	Ste-Aline, 6.	16 juin.	Rougeole antérieure.	22 juin.	Granulie aiguë.	Otite avec perforation à droite; sous-perforation à gauche.
B... (Etienne).	29 mois.	Ste-Sophie.	30 juin.	Diarrhée. Rougeole.	5 août.	Bronchite capillaire.	Otite double, avec dépôts caséeux.
Ro... (François).	15 mois.	Ste-Sophie.	10 juillet.	Rougeole. Entérite. Muguet.	21 juillet.	Entérite.	Otite en bonne voie de guérison.
Mor... (André).	2 ans.	Ste-Aline.	5 juin.	Rougeole. Coqueluche.	21 juillet.	Bronchio-pneumon.	Otite à dépôt caséeux, en voie de guérison.
Mont... (Maurice).	3 ans.	Ste-Aline, 30.	29 mai.	Rougeole. Bronchite.	5 juin.	Bronchio-pneumon.	Otite à dépôt caséeux à droite, simple à gauche.
Gué... (J.-Marie).	5 ans.	Ste-Aline, 13.	21 juin.	Albuminurie. Rougeole.	27 juillet.	Bronchite. Œdème.	Otite purulente très-aiguë; double sans perforation.
Pœn... (Gabrielle).	16 mois.	Ste-Sopie.	31 mai.	Rougeole.	4 juin.	Bronchite capillaire.	Otite double, en voie de guérison.
Sam... (Célestin).	13 mois.	Ste-Sophie.	15 avril.	Rougeole.	20 mai.	Croup opéré.	Otite double, avec dépôts caséeux.
Toniet... (Franç*).	4 ans.	Ste-Aline, 4.	25 avril.	Rougeole.	12 mai.	Bronchite capillaire.	Otite double, avec dépôts caséeux.
Gue... (Paul).	26 mois.	Ste-Sophie, 15	12 avril.	Rougeole.	2 mai.	Bronchite capillaire.	Otite double.

règle, mais comme l'exception. Ainsi, dans sa longue et minutieuse étude sur la rougeole, revue par Hébra, le Dr Mayr n'en dit pas un mot. Niemeyer fait simplement remarquer qu'après la rougeole apparaissent parfois des accidents strumeux, entre autres l'otorrhée. Grisolle place l'inflammation de l'oreille parmi les suites rares de la rougeole, et Jaccoud se contente de dire qu'une otite peut s'établir et donner lieu à des désordres sérieux du côté de l'oreille moyenne. Trousseau, lui-même, tout en insistant longuement sur les difficultés du diagnostic de l'otite chez les enfants et sur la gravité apparente des symptômes, considère cette complication comme exceptionnelle ; pour le dire en passant, il la croit presque toujours consécutive à un catarrhe du conduit auditif externe, catarrhe que nous avons toujours cherché sans jamais le rencontrer.

Ces auteurs n'ont voulu parler assurément que de l'otite dans sa forme la plus grave, c'est-à-dire de l'otite suppurée.

Les médecins spécialistes, qui depuis quelques années ont étudié avec tant de soins l'otite moyenne, au moins chez les enfants, les spécialistes se contentent de signaler la rougeole parmi les causes de l'otorrhée, sans lui accorder plus d'importance qu'à la variole, à la scarlatine et même à la fièvre typhoïde. Ils ne disent pas qu'à côté d'une otite grave que l'on voit, il en est vingt autres assez bénignes pour passer inaperçues.

Quoi qu'il en soit, du reste, de l'opinion des pathologistes, la constance des lésions inflammatoires de l'oreille moyenne, chez les enfants morts pendant ou après la rougeole, nous paraît un fait évident et au-dessus de toute contestation.

La nature des produits contenus dans la caisse suffit pour affirmer l'existence d'un catarrhe plus ou moins aigu, car une muqueuse saine ne produit jamais, à sa surface, un exsudat aussi riche en globules purulents que celui que nous avons rencontré. Peut-être pourrait-on croire que ce pus n'est point né sur place et qu'il a cheminé du pharynx dans l'oreille moyenne, à travers la trompe d'Eustache; mais cette migration n'est rien moins que prouvée, et les lésions constatées sur la muqueuse ne permettent pas cette interprétation. Ces exsudats hémorrhagiques ne prouvent-ils pas jusqu'à l'évidence l'existence d'une congestion vasculaire? L'examen microscopique ne laisse, d'ailleurs, aucun doute. On peut voir même à un faible grossissement les vaisseaux capillaires gorgés de globules sanguins, et le tissu conjonctif périvasculaire très-riche en noyaux de nouvelle formation, qui, çà et là, forment de longues traînées, fortement colorées par la solution ammoniacale de carmin.

Dans l'observation suivante, prise au hasard entre beaucoup d'autres, pourrait-on nier l'origine inflammatoire des lésions constatées à l'autopsie?

Obs. I. — D... Michel, âgé de 3 ans, est amené à l'hospice de la Charité, service de M. le Dr Meynet, salle Ste-Aline nº 31, le 19 mai 1873.

Cet enfant est en pleine éruption rubéolique; la face, le cou, le tronc sont envahis, seuls les membres sont encore indemnes, ce qui indique évidemment un début très récent.

L'état général ne présente rien d'alarmant :

L'éruption s'accomplit normalement; la conjonctivite le coryza sont à peine marqués, mais la toux est assez pénible, et l'auscultation décèle des râles muqueux à fines bulles, râles muqueux très nombreux qui inspirent une certaine inquiétude. La dyspnée cependant n'est pas très-marquée. Les battements du cœur sont réguliers mais très-rapides.

La langue est saburrale, la soif vive et l'appétit assez bien conservé.

Aucun symptôme ne décèle une inflammation du côté de la caisse du tympan. L'ouïe est normale, il n'y a ni céphalalgie ni douleur d'aucune sorte.

Les jours suivants, la rougeole suit son évolution régulière seulement la toux ne diminue pas, la dyspnée augmente de jour en jour malgré le traitement ; et l'on craint une terminaison fatale.

L'enfant succombe le 31 mai à sa bronchio-pneumonie.

À l'autopsie on constate dans les poumons toutes les lésions habituelles de la bronchio-pneumonie.

Leur surface est marbrée de teintes grises et rouges correspondant les unes à des vésicules saillantes et emphysémateuses, les autres à des lobules étélectasiés.

Leur tissu crépite moins à la pression, mais plongé dans l'eau il surnage. En pratiquant des sections en différents points, on fait sourdre des petits rameaux bronchiques un liquide muco-purulent.

L'oreille moyenne est examinée avec grand soin. Pour cela avec la gouge et le marteau on enlève quelques fragments du rocher près la base, et on a libre accès dans la caisse sans intéresser la membrane du tympan.

On voit alors que toute la cavité de la caisse, toutes les cellules pré-mastoïdiennes, sont remplies d'un liquide jaunâtre purulent. Examiné au microscope, il paraît presque exclusivement composé de globules blancs contenant tous un certain nombre de granulations graisseuses. Çà et là on trouve quelques cellules épithéliales.

La muqueuse est partout hyperémiée, cette hyperémie se traduit par de petits exsudats sanguins sous la couche épithéliales.

Au microscope, les vaisseaux capillaires paraissent partout remplis de globules rouges, et, dans le tissu conjonctif, on trouve des îlots fortement colorés par le carmin. Ces îlots composés de noyaux, existent surtout au voisinage de quelques troncs vasculaires.

Aucun doute, la muqueuse était inflammée, et l'inflammation paraissait être arrivée à la période de maturité.

Eh bien ! dans tous les cas, où nous avons fait des examens micrographiques, nous avons constaté des lésions, sinon absolument semblables, au moins très-analogues. Il y avait donc inflammation.

Mais l'affection morbilleuse est-elle bien la cause principale ? Ne faut-il pas dans l'étiologie faire jouer un rôle important soit à l'âge de nos malades, soit à leur constitution plus ou moins débile , soit, enfin, aux complications pulmonaires qui ont emporté presque tous les enfants ?

On sait combien sont fréquentes les inflammations de l'oreille dans la première enfance, surtout chez les nouveau-nés ; on le sait, depuis les recherches de Koppen, de Troltsch, de Wreden, de Parrot, d'Hermann Wendt. Les lésions observées par nous sont-elles analogues ? Nous l'avons pensé un instant. Mais on ne saurait sérieusement l'admettre. Il est à remarquer que tous les enfants étaient au moins dans leur deuxième année et qu'à partir de cette époque l'otite moyenne est bien loin d'être aussi fréquente.

Un certain nombre étaient âgés de plus de 3 ans, quelques-uns même avaient 7, 8 et 14 ans, et c'est précisément chez ces derniers que l'otite s'est accompagnée des symptômes les plus menaçants.

Wreden et Parrot, pour expliquer l'otite des nouveau-nés, accordent une grande importance non-seulement à la cachexie plus ou moins avérée des enfants, mais aussi, mais surtout, aux altérations pulmonaires. C'est encore par l'affaiblissement de l'acte respiratoire qu'on a voulu, chez l'adulte, expliquer les lésions de l'oreille moyenne, qui sont fréquentes dans la phthisie, et que Weber a signalées même dans la pneumonie. Est-ce donc la raison qu'il faut donner aussi des altérations que nous avons constatées ? Comme la plupart de nos malades ont succombé à des complications pulmonaires, il était difficile, dans l'étiologie, de faire la part et de ces complications et de l'affection rubéolique proprement dite. Aussi avons-nous dû examiner comparativement un certain nombre d'enfants morts de maladies diverses et n'ayant pas subi les atteintes de la rougeole, au moins depuis une époque assez éloignée.

Le tableau suivant donne le résultat des examens que nous avons pratiqués. (Voir tableau n° 2, p. 15).

De ces faits, trop peu nombreux pour que nous puissions en tirer des conclusions bien positives, il ressort que, chez les enfants indemnes de rougeole, l'otite se rencontre bien plus souvent quand la mort est arrivée à la suite d'affections pulmonaires aiguës ou chroniques.

Ainsi, sur 11 enfants morts de maladies du poumon, le catarrhe de l'oreille moyenne existait quatre fois, et sur 25 enfants jeunes, morts de maladies diverses, l'otite ne s'est rencontrée que 9 fois.

Il ne faudrait pas en conclure cependant que l'otite existait chez nos enfants atteints de rougeole, parce qu'ils ont succombé à des bronchites capillaires. Cette bronchite présente sans doute, au point de vue étiologique, une grande importance, mais elle ne saurait, à elle seule, provoquer une inflammation aussi constante et surtout aussi intense. Chez les petits malades morts de bronchite, en dehors de toute affection morbilleuse, on ne rencontre pas un liquide aussi franchement purulent; la muqueuse n'est que faiblement hyperémiée; en un mot, l'inflammation est très-légère.

Au reste, ce qui prouve mieux encore l'influence prédominante de la rougeole, c'est que l'otite existait aussi chez les enfants qui ont été emportés par les seules complications intestinales de la maladie épidémique.

Pour nous, l'otite qui apparaît dans le cours de la rougeole, est un véritable catarrhe spécifique. On retrouve sur la muqueuse de la cavité tympanique, ce

TABLEAU Nº 2.

NOMS.	AGES.	SALLES.	ENTRÉES.	DÉCÈS.	MALADIES.	OTITES.
Sali... (Antoine).	15 mois.	Ste-Sophie, 3.	8 avril 1873.	4 mai 1873.	Conjonctivites. Scrofule.	Otite à droite.
Mart... (Honoré).	2 ans.	Ste-Sophie, 22.	27 mars. »	11 mai. »	Bronchite tuberculeuse.	—
Bess... (Alexandre).	2 ans 1/2.	Ste-Aline, 23.	6 mai. »	11 mai. »	Accidents épileptiformes.	—
Capia,.. (Henri).	2 ans 1/2.	Ste-Aline, 15.	6 mai· »	12 mai. »	Méningite tuberculeuse.	Otite double.
Cell... (Pierre).	9 ans 1/2.	Ste-Aline, 21.	18 mars. »	13 mai. »	Albuminurie.	—
Terr... (Claude).	20 mois.	Ste-Sophie, 15.	3 mai. »	16 mai. »	Coqueluche. Bronchite.	—
Jani... (Louis).	4 ans.	Ste-Aline, 8.	16 mai. »	23 mai. »	Coqueluche. Bronchite.	—
Solo... (Victorine).	15 mois.	Ste-Sophie, 11.	5 juin. »	12 juin. »	Diarrhée.	—
Duby... (Jean).	22 mois.	Ste-Sophie, 18.	26 juin. »	2 juill. »	Cróup (opéré).	—
Poy... (Antoinette).	15 mois.	Ste-Sophie, 7.	10 juin. »	7 juill. »	Bronchite. Dysentérie.	—
Thomas (J.-B.).	15 mois.	Ste-Sophie, 11.	7 juill. »	9 juill. »	Diarrhée.	Otite à droite.
Arv... (B.-J.B.).	7 ans 1/2.	Ste-Aline, 21.	8 juill. »	11 juill. »	Méningite tuberculeuse.	—
Desch... (Françoise).	14 mois.	Ste-Sophie, 18.	16 mai. »	11 juill. »	Diarrhée cachectique.	—
Bel... (Auguste).	15 mois.	Ste-Sophie, 19.	26 juin. »	13 juill. »	Bronchite capillaire.	Otite double.
Lamb... (Jules).	22 mois.	Ste-Sophie, 19.	10 juill. »	15 juill. »	Bronchite. Diarrhée.	—
Sauret (Louise).	19 mois.	Ste-Sophie, 16.	17 juill. »	18 juill. »	Coqueluche. Diarrhée.	—
Goret (Claude).	29 mois.	Ste-Aline, 28.	12 juill. »	19 juill. »	Bronchite. Diarrhée.	—
Morn... (Pauline).	18 mois.	Ste-Sophie.	19 juill. »	29 juill. »	Diarrhée. Muguet.	—
Gramp... (Emile).	22 mois.	Ste-Sophie.	21 juill. »	26 juill. »	Diarrhée. Muguet.	—
Rostagnat.	23 mois.	Ste-Sophie.	23 juill. »	29 juill. »	Bronchite. Diarrhée.	—
Touret... (J).	14 mois.	Ste-Sophie.	9 juill. »	30 juill. »	Diarrhée cholériforme.	—
Prod... (François).	25 mois.	Sté-Aline.	7 juill. »	3 août. »	Diarrhée cholériforme.	—
Parioud (Joseph).	18 mois.	Ste-Sophie.	1er août. »	3 août. »	Bronchite capillaire.	—
Refat (Léon).	27 mois 1/2.	Ste-Aline.	25 juill. »	4 août. »	Choléra infantile.	—

que l'on rencontre toujours sur les muqueuses nasales, oculaires, bronchiques et intestinales, c'est la même cause, c'est le même processus, et si le coryza, la conjonctivite, la bronchite, la diarrhée même sont des symptômes de la rougeole aussi constants que l'éruption rubéolique elle-même, il en est de même, croyons-nous, de l'otite moyenne ; elle ne se manifeste le plus souvent, il est vrai, par aucun symptôme, mais elle existe. Alors même que rien ne la fait soupçonner pendant la vie, on la constate toujours après la mort. En voici un exemple entre beaucoup d'autres :

Obs. II. — Rougeole. Bronchite capillaire. Mort. Otite constatée seulement à l'autopsie. — L. J. Marie, âgé de 4 ans 1|2, entre, le 26 mai 1875 à l'hospice de la Charité salle Ste-Aline, n° 28, service du Dr Meynet.

Cet enfant jouissait d'une excellente santé, quand il y a huit jours il fut atteint de céphalalgie et de vomissements répétés. Trois jours après apparaissait une éruption rubéolique très-confluente. Malgré son début insolite, la maladie paraissait suivre régulièrement son cours et marcher à guérison, quand apparut une toux très-fréquente et une grande dyspnée.

L'enfant entre dans cet état à l'hôpital. Durant quelques jours sa santé paraît s'améliorer, mais le premier juin il est pris d'une dyspnée plus marquée encore que le jour de son arrivée. L'auscultation décèle des râles muqueux très-fins, disséminés dans les deux poumons, mais plus manifestes à droite et en arrière.

La toux est fréquente, douloureuse, sans expectoration. Plusieurs fois on examine l'oreille, sans constater aucun signe d'otite. La pression n'est douloureuse ni au-dessus de l'apophyse mastoïde, ni au pourtour du conduit auditif : l'ouïe paraît bien conservée. L'état de l'enfant ne permet pas d'examiner la membrane du tympan avec beaucoup d'attention, cependant on peut voir que sa couleur est normale, on distingue nettement le triangle lumineux et le manche du marteau.

L'enfant succombe le 8 juin.

L'autopsie permet de constater les lésions habituelles de la bronchite capillaire ou plutôt de la bronchio-pneumonie.

Les poumons présentent de nombreux lobules atélectasiés à côté d'autres lobules dilatés par l'emphysème.

Un liquide muco-purulent sort par pression des plus fines ramifications bronchiques.

Les ganglions lymphatiques abdominaux sont volumineux.

L'examen de l'oreille moyenne, pratiqué comme toujours, en enlevant quelques fragments de la base du rocher, permet de voir la caisse remplie d'un liquide purulent jaunâtre qui occupe aussi les cellules pré-mastoïdiennes et quelques cellules mastoïdiennes qui existent déjà. La muqueuse est hyperémiée, semée çà et là de petits extravasats sanguins.

Ce malade était donc bien atteint d'une inflammation de l'oreille moyenne, et cette inflammation, à en juger par la nature du pus, remontait assurément à plus d'une semaine, et pourtant, aucun symptôme douloureux, aucun trouble fonctionnel, n'avaient permis d'en affirmer l'existence. Nous avions donc raison de dire que c'est seulement par des examens cadavériques qu'il est possible de juger de la fréquence de l'otite pendant la rougeole.

CHAPITRE II.

Il était indispensable d'établir d'abord avec certitude l'existence de l'otite et de démontrer qu'elle est réellement sous la dépendance de la rougeole; nous pouvons maintenant suivre dans ses phases le processus inflammatoire, et voir quel est l'état de l'oreille moyenne pendant la rougeole, quel il est pendant les semaines qui suivent la disparition de l'exanthème.

Cette étude est facile, car les enfants ont succombé à différentes périodes de la maladie.

Deux d'entre eux sont morts en pleine éruption rubéolique, et nous avons pu faire de tous deux l'examen *post-mortem*. Ces deux observations ont entre elles la plus grande analogie ; les lésions sont les mêmes dans les deux cas, on pourra facilement s'en convaincre.

Obs. III. — Rougeole. Bronchite capillaire. Mort pendant la période d'éruption. Otite constatée à l'autopsie.

T. Marie, âgée de 20 mois, est apportée à l'hospice de la Charité, salle Ste-Sophie n° 19, service du Dr Meynet, le 16 juin 1873, pour une diarrhée qui, contre l'habitude, s'améliora sensiblement. Elle était même guérie depuis plusieurs jours, quand le 7 juillet on remarqua que la face était plus rouge, l'œil plus brillant et la conjonctive plus injectée qu'à l'état normal ; la peau était sèche, brûlante, la diarrhée avait reparu. Le thermomètre marquait 38°.

Le 8 et le 9, ces symptômes s'accentuèrent davantage ; il y avait un peu de toux, et l'oreille percevait quelques râles muqueux à l'auscultation. La langue était rouge et sèche, la soif vive et la diarrhée persistait.

Le 10, se manifeste sur la face, surtout au niveau du menton, et sur le cou une éruption rubéolique caractéristique. Il y a du coryza, de la conjonctivite, de la bronchite, de la diarrhée, mais rien au niveau du conduit auditif externe.

Rien n'indique la présence d'un catarrhe de la caisse ; l'enfant entend assez bien ; la pression sur les apophyses mastoïdes et autour du conduit auditif n'éveille aucune douleur, l'examen de la membrane du tympan n'est pas pratiqué.

Le 11, le 12 et le 13, l'éruption envahit successivement le tronc et les membres. La fièvre est intense. T. 39° 4. La toux très-fréquente, la dyspnée extrême. L'auscultation fait entendre des râles muqueux très-fins dans toute l'étendue des deux poumons.

Le 14 juillet, l'enfant succombe : l'éruption persistait encore sur le tronc, mais avait disparu sur la face.

L'autopsie est pratiquée avec grand soin.

On découvre dans les deux poumons toutes les lésions caractéristiques de la bronchite capillaire ou plutôt de la bronchio-pneumonie.

On trouve à côté de nombreuses vésicules dilatées, emphysémateuses, des lobules pulmonaires rouges atélectasiés. Plongés dans l'eau, les poumons surnagent. Toutefois ils crépitent moins, se déchirent plus facilement sous le doigt.

Sur les surfaces de section la pression fait sourdre de tous les rameaux bronchiques un liquide muco-purulent faiblement aéré.

L'examen de l'abdomen ne fait découvrir aucune lésion; le foie est rouge, volumineux, renferme beaucoup de sang.

On examine attentivement l'oreille moyenne que l'on met à découvert en enlevant avec la gouge et le marteau un fragment du rocher, ce qui est facile chez les jeunes enfants.

La caisse est remplie tout entière par une masse muco-purulente qui s'étend jusque dans le diverticule des cellules pré-mastoïdiennes et se prolonge même dans la trompe d'Eustache, de telle sorte qu'en faisant pénétrer un stylet par l'orifice pharyngien on refoule un véritable bouchon muco-purulent dans la cavité tympanique. Ce muco-pus examiné au microscope laisse voir de nombreux globules purulents auxquels sont mélangées un certain nombre de cellules épithéliales.

La muqueuse de la caisse est très-riche en vaisseaux ; çà et là on peut voir de petits extravasats sanguins. Les osselets ne sont pas altérés ; il en est de même du muscle de l'étrier et du muscle interne du marteau.

La membrane du tympan est injectée, mais intacte.

Obs. IV. — Rougeole. Bronchite capillaire et diarrhée. Mort pendant la période d'éruption. Otite moyenne constatée à l'autopsie. — C. J. Marie âgé de 2 ans entre, le 21 mai 1873, à l'hospice de la Charité, salle Ste-Sophie 17. Service du Dr Meynet.

Cet enfant a toujours joui d'une florissante santé, il est sevré depuis un an.

Il y a 5 jours, il devint maussade, pleureur, et perdit l'appétit. Le lendemain, au dire de ses parents, la face était rouge, les yeux larmoyants, la respiration gênée, et de petites taches rouges parurent sur la partie antérieure du cou et sur le thorax. Un médecin, appelé, diagnostiqua une rougeole.

Dès le troisième jour, la toux était fréquente, la dyspnée fort pénible.

Aujourd'hui, jour de son arrivée, son état est des plus graves. La face est pâle, les lèvres sont cyanosées. Les inspirations sont courtes et fréquentes, le pouls très-rapide est à peine perceptible ; les membres sont glacés, les ongles bleuâtres.

L'auscultation fait entendre de nombreux râles sonores

et muqueux à fines bulles dans toute l'étendue des deux poumons.

En vain on prescrit du thé au rhum, du lait alcoolisé. En vain on pratique des frictions sèches sur le tronc et les membres ; il succombe le lendemain de son arrivée 22 mai 1873.

A l'autopsie, on constate les lésions habituelles de la bronchite capillaire ; à côté de quelques lobules emphysémateux, on trouve des lobules actélectasiés. Nous n'y insistons pas. Pas de lésions appréciables du côté des organes abdominaux.

L'oreille moyenne est examinée comme toujours en enlevant, soit avec la gouge et le marteau, soit avec un fort bistouri, quelques fragments du rocher, et alors on peut voir la caisse remplie d'un liquide muco-purulent formant comme un caillot qui enverrait des prolongements dans la trompe d'Eustache et dans les cellules pré-mastoïdiennes. Les cellules mastoïdiennes n'existent pas encore à cet âge.

La muqueuse de la caisse est injectée comme la membrane du tympan.

Les osselets sont comme perdus au milieu de cette masse purulente, mais le lavage avec un léger courant d'eau démontre qu'ils sont absolument intacts. On voit bien de gros capillaires qui rampent à la surface de la muqueuse qui recouvre le marteau, mais ces gros capillaires paraissent exister à l'état normal ; on le retrouve avec ce volume en dehors de tout état pathologique.

Les muscles de l'étrier et le muscle interne du marteau ne sont pas altérés, les stries de leurs fibres sont nettement marquées. Pas de grumulations.

Ces deux observations sont suffisantes pour nous permettre de faire une étude complète de l'otite à sa première période ; nous n'avons qu'à citer presque textuellement les détails des deux autopsies.

L'oreille moyenne, les cellules pré-mastoïdiennes, et sans doute aussi les cellules mastoïdiennes, quand elles existent déjà, sont remplies par un liquide muco-purulent assez opaque et un peu filant. Ce muco-pus n'a point partout le même aspect ; ainsi, dans certaines cellules pré-mastoïdiennes, il est moins foncé, d'aspect muqueux ; dans d'autres, au contraire, il est plus franchement purulent. Ce qui paraît indiquer que le processus est plus ou moins avancé.

Examiné au microscope, ce liquide est formé par des globules purulents auxquels sont mêlées des cellules épithéliales en plus ou moins grand nombre.

La muqueuse qui tapisse la caisse et qui recouvre les osselets, fait voir, même à l'œil nu, une injection vasculaire, que de petits extravasats sanguins, çà et là disséminés, viennent encore bien mieux démontrer. Au microscope, les lésions inflammatoires sont encore plus frappantes. Des vaisseaux capillaires sont distendus et renferment une plus grande quantité de globules rouges ; dans le tissu conjonctif, surtout au voisinage des vaisseaux, on voit de longs amas de noyaux que colore fortement le carmin. Ce sont autant de foyers d'hyperplasie.

Les osselets ne sont nullement altérés, et il en est de même du muscle de l'étrier et du muscle interne du marteau. Ce dernier fait ne s'accorde pas avec les observations de MM. Baréty et Renaut, qui, dès le début du processus et dans les cas les plus légers, ont constaté toujours dans ces muscles une dégénérescence spéciale. Chez ces deux enfants, les stries des fibres musculaires étaient parfaitement intactes ; on ne trouvait pas cet aspect granuleux que nous avons pu si facilement et si souvent constater à une période plus avancée de la maladie.

En résumé, les lésions de l'oreille moyenne, pendant la période d'éruption, consistent simplement en un catarrhe de la caisse avec sécrétion d'un liquide muco-purulent, qui tend à s'écouler par la trompe d'Eustache.

Plus tard, c'est-à-dire dans le premier septénaire qui suit la disparition de l'éruption rubéolique, le contenu

Cordier. 3

de la caisse du tampan change un peu d'aspect, il n'est plus seulement muco-purulent, mais franchement purulent.

Nous avons fait 6 autopsies d'enfants morts une semaine environ après la disparition de l'exanthème. Dans ces 6 cas, le résultat est à peu près identique. Nous disons à peu près, car, chez l'un des enfants, la lésion paraissait beaucoup plus avancée, ce qui nous fait croire que chez lui l'otite moyenne était antérieure à la rougeole. Néanmoins ces cinq observations nous permettent de faire une description exacte de l'otite à cette période.

Un liquide jaunâtre homogène remplit la cavité tympanique, ainsi que les cellules pré-mastoïdiennes, il est en tout semblable à du pus ; il ne forme plus une sorte de caillot comme dans la première période. Les leucocythes sont très-nombreux, très-granuleux, et mêlés de quelques cellules épithéliales en dégénérescence graisseuse.

La muqueuse est à peu près ce qu'elle était dans la première période ; ce sont les mêmes arborisations vasculaires, les mêmes extravasats hémorrhagiques. L'inflammation ne respecte pas la trompe ; sa muqueuse présente les mêmes lésions. Il ne faut pas en conclure que le catarrhe de l'oreille est produit par propagation d'un catarrhe du larynx ou du pharynx à travers le conduit tubaire. Ce n'est pas ainsi que procèdent les inflammations rubéoliques : toutes les muqueuses sont simultanément intéressées.

Les osselets sont intacts, et pour peu qu'on enlève le pus avec précaution, ils conservent leur situation, leurs rapports normaux. Le tympan lui-même, quoique un peu injecté, ne subit pas encore de modifications importantes.

Les observations suivantes sont des exemples d'otites constatées à cette période.

Obs. V. — Rougeole. Bronchite capillaire et diarrhée. Mort. Otite constatée à l'auptosie. — D... Claude-Marie, âgé de 2 ans 1|2, est apporté à l'hospice de la Charité, salle Sainte-Aline, n° 32, le 14 mai 1873.

Cet enfant est hydrocéphale; il ne parle point et ne peut marcher seul. Ses selles sont diarrhéiques; cette diarrhée est le prétexte qui a permis à ses parents de le faire admettre à l'hôpital.

En quelques jours il est guéri de sa diarrhée, mais ses parents ont disparu; et le pauvre enfant doit rester quelques jours de plus dans la salle.

Le 3 juin, il perd l'appétit, paraît éprouver une céphalalgie violente, car il pousse pendant tout un jour des cris perçants.

Le 4 juin, une éruption rubéolique paraît sur la face, le cou; pendant les jours suivants, l'exanthème envahit le tronc, puis les membres.

Le 10, l'enfant a des accès de toux plus fréquents que de coutume; sa dyspnée est très-grande, et l'auscultation décèle des râles sonores et surtout muqueux, disséminés dans les deux poumons. Les râles muqueux sont très-fins.

Le 15, l'enfant succombe à sa bronchite; la face est cyanosée.

L'autopsie fait constater dans les poumons les lésions habituelles de la bronchite capillaire; dans le cerveau, des altérations fort curieuses que nous avons ailleurs décrites en détail, et enfin dans l'oreille moyenne une inflammation assez aiguë sur laquelle nous devons insister.

La caisse est toute pleine d'un pus jaunâtre bien lié. Quelques cellules pré-mastoïdiennes sont remplies de muco-pus plutôt que de pus.

La muqueuse est couverte de fines arborisations vasculaires, et piquetée de petits ecchymoses que l'on trouve jusque sur la muqueuse du tympan. Les osselets sont intacts.

La trompe d'Eustache est perméable et ne renferme pas de pus.

Les lésions sont plus marquées à droite qu'à gauche, sans qu'il soit possible d'en reconnaître la cause.

L'examen micrographique fait voir dans le stroma de la muqueuse une hyperplasie très-active.

Obs. VI. — Rougeole. Bronchite capillaire. Diarrhée cholériforme. Mort. Otite constatée à l'autopsie. — Des... (Pierre), âgé de 4 ans, est conduit à l'hospice de la Charité, salle Sainte-Aline, n° 32, le 5 mai 1873.

Il est atteint d'une rougeole qui commence à disparaître, comme le prouve une légère desquamation furfuracée de la face.

Mais son état général est très-grave; la toux est très-pénible et s'accompagne d'une violente dyspnée. Le pouls est faible, rapide; la face est pâle, les lèvres sont bleuâtres.

L'auscultation fait entendre des râles sous-crépitants très-fins, disséminés dans les deux poumons: en arrière et à gauche ils sont plus fins et plus nombreux.

Le malade est en outre atteint depuis hier d'une diarrhée très-fréquente. Le ventre est légèrement ballonné; les selles sont séreuses, parfois un peu vertes et mêlées de grumeaux blanchâtres. Il n'y a pas de colique, pas de ténesme, mais l'abdomen est légèrement douloureux à la pression. La langue est sèche, la soif vive.

Le 11 mai, l'état du petit malade est plus grave encore, la face s'est étirée, les membres sont froids, et le pouls se sent à peine; il succombe le 12 mai.

L'autopsie permet de voir dans les poumons les traces caractéritiques de la bronchio-pneumonie ; elle est plus manifeste à gauche, ainsi que l'auscultation avait permis de le constater pendant la vie.

Les intestins ne sont le siége d'aucune altération bien évidente; peut-être la muqueuse est-elle plus ramollie qu'à l'état habituel, peut-être aussi les vaisseaux sont-ils plus apparents, mais il n'existe aucune lésion bien manifeste.

Le foie est gros, très-coloré, et renferme beaucoup de sang.

Dans l'oreille moyenne, la muqueuse est plus vasculaire, mais il n'y a pas d'extravasats sanguins. Le pus que renferment la caisse et les cellules pré-mastoïdiennes est jaunâtre, très-riche en globules purulents. Ceux-ci sont remplis de granulations graisseuses.

Obs. VIII. — Rougeole. Dysentérie. Mort. Otite constatée à l'autopsie. — Jol... (Joseph-Séraphin), âgé de 6 ans, est conduit le 21 juillet 1873, à l'hospice de la Charité, salle Sainte-Aline, n° 14.

Cet enfant est atteint d'une dysentérie qui persiste depuis dix jours. Il a maigri beaucoup depuis cette époque.

Les selles sont fréquentes, s'accompagnent d'un violent ténesme, et de coliques très-vives. Les matières rendues sont glaireuses, sanguinolentes.

Sous l'influence de l'ipéca à haute dose, le sang disparaît en trois jours, le ténesme diminue et après douze jours, la guérison paraît obtenue.

Mais, le 10 juillet, se manifeste de la céphalalgie de la fièvre, la dysentérie reparaît avec ses selles glaireuses faiblement colorées de sang.

Le 11 et 12, la céphalalgie, la fièvre persistent, les selles sont toujours fréquentes; il y a du lamoiement, du coryza.

Le 13, une éruption rubéolique apparaît sur la face, le cou, et envahit progressivement le tronc et les membres pendant les jours suivants.

Le 16, l'état du malade est grave; il est prostré, la bouche est sèche, brûlante, il y a quelques vomissements bilieux et un léger ictère.

Le pouls est faible, petit assez rapide, 90. Temp. 37,8 le matin.

Il y a quelques quintes de toux, mais l'auscultation ne fait constater que quelques râles sibilants et muqueux à grosses bulles. L'examen de l'oreille est pratiqué avec grand soin. On n'éveille aucune douleur par la pression soit sur l'apophyse mastoïde, soit au pourtour du conduit auditif externe. La membrane du tympan n'a pas sa couleur nacrée habituelle; mais on peut distinguer encore le triangle lumineux et le manche du marteau.

L'enfant n'entend pas très-bien, mais on peut attribuer cette dureté de l'ouïe autant à la prostration du malade qu'à une inflammation de l'oreille.

L'enfant succombe le 21 août.

A l'autopsie on ne constate aucun désordre du côté des poumons; mais la muqueuse du gros intestin est couverte surtout au niveau du col, en descendant, de nombreuses ulcérations, quelques-unes semblent à peu près complètement cicatrisées.

Du côté de l'oreille moyenne on trouve, à droite et et à gauche la caisses remplie d'un liquide purulent jaunâtre. La muqueuse est ramollie et se détache sous l'influence d'un simple courant d'eau.

Ces trois observations, auxquelles on peut joindre les observations I et II citées plus haut, prouvent assez que le catarrhe de l'oreille moyenne n'arrive pour ainsi dire à maturité qu'après la disparition de l'exanthème.

Ce fait n'a rien de surprenant, si l'on considère avec nous l'otite comme une manifestation de la rougeole, au même titre que la bronchite, le coryza, etc.; il est bien naturel qu'elle suive la même évolution, et chacun sait que les divers catarrhes morbilleux n'arrivent à la période de coction qu'au moment où s'opère la desquamation cutanée.

L'observation suivante paraît faire exception à la règle ; nous la relatons avec quelques détails.

Obs. VIII.— Sim... (Joseph), âgé de 4 ans, entre le 5 mai 1873, à l'hospice de la Charité, salle Sainte-Aline, 18.

Il y a 12 jours environ, cet enfant fut atteint d'une rougeole confluente, qui s'accompagna dès le début d'une toux fréquente et pénible.

Aujourd'hui 5 mai, toute trace de l'exanthème cutané a disparu, mais la toux persiste aussi pénible. La dyspnée est très-grande.

L'auscultation fait entendre dans les deux poumons des râles muqueux fins, disséminés.

Le 6, la dyspnée se prononce davantage, la face se cyanose, les membres se refroidissent.

Le 7, l'enfant succombe.

On pratique l'autopsie. Outre les lésions habituelles de la bronchio-pneumonie, on trouve au sommet droit deux foyers caséeux du volume d'une grosse noisette. La plèvre à ce niveau est adhérente au feuillet pariétal et présente un grand nombre de fines granulations tuberculeuses. Les ganglions bronchiques sont hypertrophiés ; il en est de même des ganglions lymphatiques abdominaux quoiqu'on ne puisse découvrir aucune lésion dans le voisinage.

L'oreille moyenne est comme toujours examinée attentivement.

A droite et à gauche la caisse du tympan contient une masse caséeuse semi-liquide, d'aspect grisâtre. Ce magma est formé de cellules de pus déformées et infiltrées de nombreuses granulations graisseuses.

Nous ne saurions ici expliquer, par l'inflammation morbilleuse, les désordres constatés dans la caisse du

tympan, car l'otite qui survient sous l'influence de la
rougeole n'évolue pas avec autant de rapidité. Il nous
paraît plus logique de penser que cet enfant était atteint
d'otite longtemps avant le début de la fièvre exanthé-
matique. Il était tuberculeux, l'autopsie l'a prouvé ; il
est donc permis d'admettre que dans ce cas l'inflammation de la caisse est sous la dépendance de la tubercu-
lose.

Mais, arrivé à sa période de coction, que va devenir
ce catarrhe de l'oreille ? Comment va-t-il se terminer ?

De trois manières différentes :

Si la trompe d'Eustache est restée perméable, si les
produits de l'inflammation sont régulièrement élimi-
minés, peu à peu la sécrétion purulente devient moins
abondante, et le liquide de la caisse reprend cet aspect
muco-purulent que nous avons constaté dans la première période. Ce sont les cas heureux. Ils paraissent
être les plus nombreux, surtout lorsqu'aucune complication pulmonaire n'est venue retarder la guérison.

Mais assez souvent le pus ne peut pas facilement s'é-
couler au dehors ; il séjourne dans la caisse, le sérum
se résorbe en partie, et on retrouve alors une masse grisâtre qui s'applique en partie sur la membrane du tympan, en partie sur les parties les plus déclives de la
muqueuse et qui englobe dans son intérieur la chaîne
des osselets. Ces masses sont formées de cellules de
pus en dégénérescence graisseuse plus ou moins avancée, suivant l'âge plus ou moins ancien de la lésion.
Ces sortes de grumeaux purulents sont assez adhérents
à la muqueuse pour qu'il soit quelquefois difficile de
les enlever l'un sans l'autre. Les parois osseuses sont
alors complètement mises à nu.

C'est dans ces cas que l'on peut facilement observer

cette dégénérescence des muscles du marteau et de l'é-
trier, sur lesquelles nous n'insisterons pas.

Que deviennent eux-mêmes ces grumeaux purulents
et caséeux ? Tout fait croire qu'ils sont en partie résorbés, en partie éliminés par la trompe. Mais il faut dire
qu'ils peuvent persister longtemps, car nous les avons
retrouvés un mois et demi et deux mois après la rougeole.

Dans quelques cas assez rares, les phénomènes inflammatoires sont plus violents ; le pus est produit en
telle quantité qu'il remplit complètement la caisse, et
comme il ne peut s'écouler au dehors par la trompe, il
distend la membrane du tympan, dont il provoque l'ul-
cération et la rupture.

Cette terminaison nous paraît plus fréquente chez les
adultes ou les adolescents que chez les très-jeunes enfants. Parmi nos malades, nous avons eu deux perforations spontanées du tympan ; l'un était âgé de 4 ans
et l'autre de 14 ans. Ce dernier ne figure pas dans
le tableau que nous avons donné plus haut, car il n'a
pas succombé, mais nous en rapporterons plus loin l'observation. Il y eut des accidents généraux graves qui ne
disparurent qu'au moment où la matière purulente,
put, à travers le tympan ulcéré, librement s'écouler
u dehors.

Si nous voulions rechercher la cause de cette gravité
plus grande de l'otite à un âge plus avancé, n ous la
trouverions peut-être dans le développement considérable que prennent alors les cellules mastoïdiennes.
Jusqu'à l'âge de trois ans, on ne trouve que quelques
cellules placées en dehors du conduit auditif interne,
diverticule prémastoïdien; ce n'est que plus tard
qu'apparaissent les cellules mastoïdiennes. On conçoit
dès lors que, chez l'adolescent et l'adulte, où il existe

une vaste surface muqueuse prompte à s'enflammer, les produits de sécrétion soient relativement plus abondants, l'élimination plus difficile et les perforations du tympan plus fréquentes.

Les quelques observations suivantes sont des exemples de chacun de ces modes de terminaison.

Obs. IX. — Rougeole. Diarrhée. Mort un mois après la guérison de la rougeole. Otite constatée à l'autopsie. — Mou.... (Alexandrine), âgée de 18 mois, est apportée le 1er mai 1873, à l'hospice de la Charité, salle Sainte-Sophie, pour une diarrhée simple qui guérit après 2 semaines.

En attendait depuis plusieurs jours l'arrivée de ses parents, quand le 17 mai elle fut de nouveau atteinte de diarrhée.

Il y avait en même temps de la chaleur, de la sécheresse de la peau et de la fièvre. La face était rouge, les yeux larmoyants.

Le 19, une éruption de rougeole assez confluente apparaît sur la face ; les jours suivants elle envahit le tronc et les membres.

L'exanthème suivit régulièrement son évolution, et le 20 mai toute trace de la maladie avait disparu. La toux était rare, l'auscultation ne faisait découvrir que quelques râles sonores et muqueux peu abondants, seule la diarrhée persistait.

Le 15 juin, la diarrhée persiste malgré un traitement très-actif. Les forces ont disparu, l'amaigrissement est extrême ; la langue et rouge, elle est comme les lèvres couverte de muguet, qui disparaît sous l'influence des collutoires boratés, mais reparaît les jours suivants avec ténacité.

Le 1er juillet, l'enfant n'est plus qu'un squelette, l'enfant vit à peine depuis quelques jours, il végète.

Le 2 juillet, il succombe.

L'autopsie ne fait découvrir aucune lésion pulmonaire ou intestinale bien apparente.

On trouve la caisse du tympan remplie d'un liquide muco-purulent assez abondant, qui occupe aussi le diverticule pré-mastoïdien. La muqueuse paraît saine, à l'œil nu elle n'est pas sensiblement hypérémiée, mais dans la conjonctive on trouve à l'examen microscopique de nombreux foyers d'hyperplasie.

Il n'est permis d'affirmer dans ce cas que l'inflammation a été autrefois plus vive, et qu'elle tendait à disparaître au moment ou l'enfant a succombé ; nous croyons cependant qu'il en est ainsi, car à un examen attentif nous avons trouvé de fines granulations brunes, amassées en certains points, et nous croyons qu'il faut les considérer comme les dernières traces d'anciens extravasats sanguins déjà résorbés.

Obs. X. — Rougeole. Bronchite capillaire. Diarrhée. Mort. Otite constatée à l'autopsie. — Pros... (Joséphine), âgé de 2 ans, est apportée le 5 juin 1873, à l'hospice de la Charité, salle Sainte-Sophie, nº 3.

Elle a été atteinte de rougeole il y a trois semaines ; depuis lors elle est atteinte d'une toux fréquente et d'une diarrhée abondante.

L'état général est très-grave ; l'amaigrissement est très-avancé, la peau est sèche. La langue rouge est comme les lèvres couverte de muguet. Le ventre est un peu ballonné, la pression éveille de la douleur autour de l'ombilic.

L'auscultation fait entendre des râles muqueux très-nombreux et très-fins, disséminés dans toute l'étendue des deux poumons.

Loin de s'améliorer l'état de l'enfant s'aggrave de jour en jour.

Le 10, les membres sont froids, le pouls presque imperceptible et pourtant la vie se prolonge encore pendant cinq jours.

La mort arrive le 16 juin.

L'autopsie fait voir dans l'oreille moyenne un liquide muco-purulent, qui tend à s'écouler par la trompe d'Eustache. Car, quand on enlève cette masse muqueuse, on voit qu'elle envoie un prolongement dans le canal tubaire.

Nous pourrions faire, à propos de cette observation, la même remarque que précédemment ; rien n'indique que l'on soit ici en présence d'une inflammation catarrhale en voie de guérison. Nous l'admettons cependant parce que nous savons que le catarrhe se termine assez souvent ainsi sur les autres muqueuses, et nous concluons par analogie.

Obs. XI. — Rougeole. Bronchite capillaire. Mort. Otite constatée à l'autopsie. — Cha. (Jean), âgé de 21 mois, entre à l'hôpital de la Charité, salle Ste Sophie n° 17, le 30 avril 1873. Un mois auparavant il avait été atteint d'une rougeole très-confluente. L'éruption cutanée n'avait rien présenté d'anormal, mais une toux violente s'était manifestée dès les premiers jours. Depuis lors cette toux ne s'est pas améliorée.

L'état général de l'enfant est fort grave, la face est excavée, les membres sont grêles et amaigris ; le ventre est gros, ballonné et un peu douloureux. Les selles sont séreuses, verdâtres, mêlées de grumeaux blanchâtres.

L'auscultation décèle dans les deux poumons des râles muqueux très-fins. La respiration est fort difficile, les inspirations sont courtes, fréquentes ; le pouls est rapide, petit, presque imperceptible.

Malgré le traitement, décoction blanche de Sydenham, potion gommeuse additionnée de quelques grammes de rhum, lavements amidonnés, etc., aucune amélioration ne se manifeste ; au contraire, l'amaigrissement fait des progrès rapides, la face s'étire, la peau se ride, les membres deviennent froids.

Le petit malade végète ainsi quelques jours et succombe le 12 juin, un mois et demi après le début de la rougeole.

A l'autopsie on constate toutes les lésions habituelles de la bronchio-pneumonie ; les poumons sont marbrés de teintes grises et rouges plus ou moins foncées ; celles-ci correspondent aux lobules pulmonaires atélectasiés, celles-là aux vésicules pulmonaires dilatées. Les coupes faites en différents points laissent voir des surfaces de section colorées de teintes très-diverses, qui ont d'ailleurs la même cause que les marbrures signalées à la surface de l'organe.

La crépitation est à peine sensible, et la pression fait sourdre de tous les canaux bronchiques un liquide muco-purulent légèrement aéré. Les poumons surnagent dans l'eau. Aucune partie de l'organe ne plonge au fond du vase.

L'intestin est couvert d'arborisations rouges, mais la muqueuse n'est ulcérée en aucun point. Le foie est très-volumineux ; il est jaunâtre.

La muqueuse de l'oreille moyenne est examinée avec grand soin.

La caisse renferme une masse caséeuse, blanchâtre, qui

englobe les osselets ; ceux-ci se détachent au moment où on enlève avec les pinces ces grumeaux caséeux.

L'examen de ces produits caséeux démontrent qu'ils sont formés de cellules de pus ayant subi une régression graisseuse déjà très-avancée.

Obs. XII. — Rougeole. Bronchite capillaire. Mort. Otite moyenne, constate à l'autopsie. — Butar (François), âgé de 2 ans 1/2 est apporté è l'hospice de la Charité, salle Sainte-Aline, n° 31, le 6 juillet 1873.

Il fut atteint, il y a un mois, d'une rougole, dont la marche fut régulière et de apparence très-bénigne, au moins au début. L'éruption était peu confluente ; mais, au moment ou elle disparut, la toux se manifesta, pénible et et inquiétante.

Le traitement ne l'améliora point. Cependant l'enfant était soigné, dans sa famille, par un médecin très-habile.

Quand on l'apporte à l'hôpital, son état est des plus graves. La face est pâle, les lèvres sont cyanosées, l'œil est éteint. Les membres sont froids.

La toux a cessé, mais la respiration est bruyante, très-gênée, l'enfant asphyxie. Un instant on croit être en présence d'un croup, mais un examen plus attentif ne justifie pas cette première opinion. Aucune fausse membrane n'apparaît dans le fond de la gorge. Le cou n'est pas volumineux, il n'y a pas de ganglions engorgés, etc.

Traitement : Frictions sèches sur la peau. — Potion alcoolisée.

L'état du malade ne s'améliore pas ; il meurt le 7 juillet, c'est-à-dire le lendemain de son entrée.

A l'autopsie, on constate, dans les deux poumons, les lésions caractéristiques de la bronchio-pneumonie.

L'emphysème est très-étendu. Il n'existe aucune fausse membrane ni dans le larynx ni dans la trachée.

L'examen de l'oreille moyenne fait constater dans la cavité de la caisse et dans les cellules pré-mastoïdiennes, la présence d'un magma blanchâtre, légèrement caséeux, cōmposé de leucocytes en dégénérescence graisseuse. La même lésion existe et à droite et à gauche.

Obs. VIII. — Rougeole. Bronchite capillaire. Mort. Otite, constatée à l'autopsie. — Lim... (Charles, âgé de 4 ans, est conduit à l'hospice de la Charité, salle Sainte-Aline, n° 2, le 24 juin 1873.

Il y a trois semaines, il fut atteint de rougeole. Dès le

début, cette maladie s'accompagna de symptômes assez graves du côté de l'appareil pulmonaire.

Quand disparut l'éruption, la toux parut un instant s'améliorer ; mais toutefois cette amélioration ne fut que temporaire, car, trois semaines après sa rougeole, il entra pour cette même bronchite.

La toux est fréquente, quinteuse, sans ressembler cependant à celle de la coqueluche. La respiration est pénible, et l'auscultation décèle des râles muqueux, à fines bulles, disséminés dans toute l'étendue des deux poumons.

Le pouls est rapide, régulier, assez fort. L'état général ne présente rien d'alarmant. On prescrit pour traitement : un looch blanc et 2 gr. d'eau de laurier-cerise.

Les jours suivants, l'état du petit malade est le même ; seulement les selles sont devenues légèrement diarrhéiques, dès le lendemain de son arrivée dans la salle.

Le 1er juillet, cette diarrhée est très-abondante, séreuse, semée de grains riziformes. Le ventre se ballonne et devient douloureux à la pression.

Le 2, les selles présentent les mêmes caractères, malgré un traitement énergique. L'enfant est à la selle à chaque instant. La douleur n'est pas très-vive ; mais il a une soif vive ; la face s'étire, les membres et le tronc se refroidissent, et l'enfant succombe tout à coup, le 3 juillet.

L'autopsie est pratiquée avec soin. Les intestins sont couverts de riches arborisations vasculaires, la muqueuse n'est ulcérée en aucun point, mais çà et là apparaissent de petits îlots plus foncés, plus riches en vaisseaux sanguins. On la retrouve non-seulement dans le gros intestin, mais aussi dans toute l'étendue de l'intestin grêle. Sur tous ces points hyperémiés, la muqueuse est plus friable.

Le foie est volumineux, très-volumineux même, il a une teinte jaunâtre, dans certains points, dans d'autres, au contraire, il est rouge foncé, plus rouge peut-être, qu'à l'état normal.

La rate est elle-même un peu plus grosse qu'à l'état normal.

Les poumons présentent toutes les lésions habituelles de la bronchite capillaire. On trouve à côté de vésicules, de lobules pulmonaires, dilatés, emphysémateux, des vésicules, des lobules complètement atélectasiés. En aucun point on ne trouve trace de pneumonie. Les organes, entiers ou divisés, surnagent dans l'eau ; ils crépitent encore sous le doigt.

Dans l'oreille moyenne, on découvre, à droite et à gauche, de petits grumeaux caséeux, qui n'ont aucune adhérence avec la muqueuse. On peut facilement les isoler. Ils sont formés de leucocytes déformés et remplis de granulations graisseuses.

La muqueuse de la caisse paraît saine, non seulement à l'œil nu, mais aussi sous le microscope.

Nous pourrions multiplier les observations. Mais elles présentent entre elles une si grande analogie que les détails en deviendraient fastidieux.

Les lésions sont toujours les mêmes, ce sont toujours ces mêmes produits caséeux, en voie de dégénérescence et d'élimination. Ces masses caséeuses sont pendant quelque temps très-adhérentes à la muqueuse, mais elles s'isolent peu à peu pour se désagréger et s'éliminer ensuite par la trompe d'Eustache.

Dans le cas suivant, la marche de l'otite a été tout à fait différente, au moins du côté droit.

Obs. XIV. — Rougeole. — Granulie aiguë. — Otite avec perforation de la membrane du tympan. Mort. — Phi..... Paul, âgé de 4 ans, est entré, le 16 juin 1873, à l'hospice de la Charité, salle Sainte-Aline, n° 6.

Cet enfant a été atteint de rougeole, il y a trois mois environ. La maladie a suivi son évolution régulière; elle disparut ne laissant après elle qu'une toux légère.

Mais, 12 jours après le début de la maladie, alors que la guérison paraissait obtenue, se déclara tout à coup une céphalalgie violente. Les douleurs étaient surtout localisées au côté droit, près de l'apophyse mastoïde.

Pendant deux jours, il y eut du délire. Puis les accidents cédèrent comme par enchantement et du pus s'écoula de l'oreille droite.

L'enfant put se lever de nouveau; il ne souffrait plus, mais quelques gouttes de pus sortaient encore, chaque jour, du conduit auditif externe.

Le 10 juin, il dut de nouveau s'aliter; la fièvre avait reparu; il y avait de nouveau un peu de céphalalgie, mais cette céphalalgie était sourde et n'arrachait pas de cris au petit malade.

Les jours suivants, la maladie n'a fait que s'aggraver : c'est alors qu'il est apporté à l'hôpital.

Son état paraît grave. La fièvre est vive, la température marque, chaque soir, de 39 à 40 degrés. Ce qui frappe surtout, c'est la prostration. L'auscultation ne décèle, d'ailleurs, que quelques râles muqueux disséminés.

Quoiqu'il n'y ait ni diarrhée, ni douleurs dans la fosse iliaque, on croit à l'existence d'une dothiénenterie. La langue est rouge et sèche.

Les jours suivants, les symptômes sont les mêmes. Cependant l'auscultation ne fait toujours entendre que des râles muqueux sans localisation fixe.

L'enfant succombe le 22 juin.

L'autopsie ne démontre pas l'existence des lésions habituelles de la fièvre typhoïde ; l'intestin grêle est sain, les plaques de Peyer ne sont nullement altérées. Mais on trouve les deux poumons remplis de fines granulations tuberculeuses, encore à l'état de crudité. Les plèvres sont légèrement adhérentes à gauche. Il n'existe aucun foyer caséeux dans ces organes.

On examine l'oreille moyenne.

A droite, la caisse renferme une certaine quantité de pus, la muqueuse est rouge, injectée, et la membrane du tympan est perforée d'un trait irrégulier, mesurant à peine un millimètre et demi dans son plus grand diamètre.

A gauche, la membrane du tympan est intacte, mais la caisse est remplie de grumeaux caséeux, encore un peu adhérents à la muqueuse.

Cette observation est fort intéressante, car elle nous permet de voir chez un malade, deux terminaisons tout à fait différentes de la même maladie.

CHAPITRE III

En voyant des lésions anatomiques si profondes, en apparence, de la cavité tympanique on est porté à croire qu'elles doivent, pendant la vie, se manifester par des symptômes importants, par de graves troubles fonctionnels ; il n'en est rien.

Nous n'avons jamais constaté durant la première période, ni accidents locaux, ni accidents généraux qui pussent permettre de diagnostiquer, de soupçonner même un catarrhe de l'oreille moyenne, il n'y a ni douleur péri-auriculaire, ni trouble sensible de l'audition.

L'examen du tympan au moyen de l'otoscope, examen qui est toujours difficile, quelquefois même impossible chez les enfants, ne donnerait à cette période aucun résultat. Cette membrane n'est pas toujours hyperémiée, et le contour de la caisse n'est pas encore assez abondant pour modifier la courbure du tympan et produire ainsi un allongement du triangle lumineux.

C'est à la seconde période, que se manifeste parfois un peu de céphalalgie, de vagues douleurs péri-auriculaires, qu'on peut exaspérer par la pression, soit en arrière, soit surtout au-dessous du pavillon. Encore, ces symptômes sont-ils exceptionnels.

Nous ne parlons ni du délire, ni des vomissements, autant de symptômes qui peuvent exister sans doute, mais très-rarement.

Chez deux de nos malades, il y eut des accidents graves. Les douleurs péri-auriculaires étaient extrèmement violentes ; la moindre pression sur cette région arrachait des cris ; il y avait de la céphalagie, et du délire ; ces symptômes cédèrent comme par enchantement dans les deux cas, dès que la rupture de la membrane du tympan permit le libre écoulement du pus.

L'un de ces malades a succombé à une granulie. C'est de lui, qu'il est parlé à l'observation XIV. L'autre est encore vivant. Voici en quelques mots son histoire.

Obs. XV. — Rougeole. Otite suppurée, avec perforation du tympan. Guérison. — B... Etienne, âgé de 11 ans, est entré à l'hospice de la Charité, salle Sainte-Aline, n° 27.

Il est en pleine éruption morbilleuse. Le début de la maladie date de cinq jours.

Les symptômes catarrhaux ne sont pas très-marqués. La toux n'est pas fréquente, et c'est à peine si l'auscultation décèle, çà et là, dans ses poumons, quelques râles muqueux.

Le 18, au moment où toute trace de l'éruption a disparu,

quand la guérison parait complète, le malade est pris de céphalalgie, de fièvre et de douleurs violentes au pourtour de l'oreille droite. La pression la plus légère est insupportable. Tout examen est impossible.

Le 20, après deux jours de vives souffrances, du pus s'écoule par le conduit auditif, et la douleur disparaît en quelques minutes.

Durant les jours suivants, le liquide purulent coule encore en quantité assez considérable, mais diminue progressivement.

Quand le malade sort de l'hôpital, la source du pus n'est point tarie ; la perforation n'est pas cicatrisée, mais l'ouïe n'est pas sensiblement diminuée.

A part quelques rares exceptions, l'otite morbilleuse peut être considérée comme une complication relativement bénigne. Elle est bénigne par ses symptômes, bénigne aussi par son pronostic ultérieur.

Lorsque l'inflammation suit une marche heureuse, toute trace du processus inflammatoire, disparaît après un mois ou cinq semaines.

S'il se forme dans la caisse des dépôts caséeux, ceux-ci ne sont résorbés ou plutôt éliminés qu'après deux ou trois mois. L'organe de l'ouïe n'est pas altéré.

Enfin quand la membrane du tympan a été ulcérée par l'inflammation, la guérison est plus longue. La suppuration peut persister des mois et des années. Ce n'est pas à dire cependant, que, dans ces cas, la fonction de l'ouïe soit absolument compromise. Des faits nombreux peuvent prouver le contraire.

Quand la membrane du tympan s'est spontanément perforée, il est assez rare, que la cicatrisation soit parfaite, et la fistule exactement oblitérée. Un orifice persiste, qui ne paraît pas être la source de graves inconvénients. Si la perforation est pratiquée avec le bistouri, si l'intervention n'est pas trop tardive, la réunion par première intention est la règle. La fistule ne persiste pas longtemps.

Cordier.   4

Ne sait-on pas combien il est difficile, de maintenir béante, l'ouverture artificielle du tympan daas les cas d'oblitérations de la trompe d'Eustache ?

On pourra voir, par les observations suivantes, combien est variable, la durée du catarrhe de la caisse du tympan, suivant qu'il marche, par telle ou telle voie, vers la guérison.

OBS. XVI. — Rougeole. Entérite. Mort. Otite en voie de guérison, constatée à l'autopsie. — Ro... François. âgé de 15 mois, est apporté à l'hospice de la Charité, le 10 juillet 1873.

Il a été atteint de rougeole 25 jours avant son entrée; l'éruption paraît avoir été fort légère. Il n'a jamais eu que quelques quintes de toux sans importance.

L'enfant paraissait guéri, quand il fut pris d'une diarrhée qui bientôt devint séreuse et parfois un peu glaireuse ; il était sevré depuis plusieurs mois.

Le jour de son entrée, l'enfant est encore frais et rose; il n'a pas perdu son embonpoint, il n'a pas de fièvre.

Mais, dès le deuxième jour, son état s'est déjà aggravé, il pleure, crie sans cesse, il souffre. Le ventre est douloureux à la pression. Il se ballonne. La diarrhée persiste ; les selles sont très-fréquentes. verdâtres, séreuses, et exhalent une odeur nauséabonde.

Le 15 juillet, l'enfant s'est déjà un peu amaigri, il a perdu ses couleurs, sa face se grippe ou plutôt paraît vieillir. La langue est rouge, et la muqueuse des lèvres se couvre de petits points blanchâtres, évidemment produits par l'iodium albicans.

L'état du petit malade s'est beaucoup aggravé depuis son entrée dans la salle. On insiste en vain pour le faire reprendre par ses parents.

Le 19 juillet, le muguet a disparu, grâce à des lotions faites avec un collutoire boraté, mais la diarrhée persiste avec les mêmes caractères. L'amaigrissement et la faiblesse font des progrès ; les membres se refroidissent ; il succombe le 21 juillet.

A l'autopsie, les poumons sont sains, l'intestin est très-vasculaire, mais la muqueuse n'est nulle part ulcérée. En certains points disséminés, surtout dans l'intestin grêle, on trouve de petits îlots très-hyperémiés, où la muqueuse se déchire sous la moindre pression du doigt, et même se désagrège sous un filet d'eau. Il n'y a pas de péritonite.

Les ganglions lymphatiques ont, vers la région lombaire, un volume relativement considérable; quelques-uns atteignent le volume d'une noix; ils sont caséeux au centre.

Le foie a son volume et son aspect normal. La rate est très-petite.

L'oreille est examinée avec le plus grand soin. La caisse renferme encore un liquide muqueux à droite, muco-purulent à gauche. Ce liquide tend à s'écouler par le canal de la trompe, car on voit un filet de mucus qui, partant de la masse contenue dans l'oreille moyenne, s'étend au moins à un centimètre dans le canal tubaire.

Chez ce malade, le catarrhe de l'oreille, peut être considéré comme guéri; il a duré plus d'un mois. Ainsi, en est-il encore dans les observations IX et X.

Obs. XVII. — Rougeole, Bronchite capillaire. Coqueluche. Mort. Otite en voie de guérison constatée à l'autopsie. — Mo.. André, âgé de deux ans, est conduit à l'hospice de la Charité, salle Ste-Aline nº 31, le 5 juin 1873; il a été atteint de rougeole il y a huit jours. La maladie a paru si bénigne, les symptômes ont été si légers, du moins au début, que l'enfant ne s'est alité qu'au moment de l'éruption. Quand celle-ci commençait à pâlir, une toux très-pénible s'est manifestée, elle était quinteuse, revenait 15 à 20 fois pendant le jour. L'enfant était atteint de coqueluche. Bientôt d'autres symptômes survinrent, la fièvre s'alluma, et l'enfant fut conduit à l'hôpital.

Son état général est grave, car la respiration est très-gênée; les inspirations sont courtes, fréquentes. L'auscultation décèle des râles sonores et muqueux disséminés dans les deux poumons; les râles muqueux sont beaucoup plus nombreux, ils sont tous à très-fines bulles. Pas d'expectoration, si ce n'est après les quintes de toux, où il y a expiration et parfois vomissement de mucosités glaireuses et transparentes.

L'appétit a diminué, la soif est vive. La langue est bonne, le ventre est indolent, souple, les selles sont normales, quelquefois cependant elles sont un peu diarrhéiques.

En vain, on prescrit successivement des loochs blancs, de laurier cerise, de la belladone, du bromure de potassium, du choral. Les quintes de coqueluche, loin de diminuer, deviennent plus fréquentes; la dyspnée augmente, la face se cyanose, les membres se refroidissent, et l'enfant succombe le 21 juillet.

L'autopsie fait voir, dans les deux poumons, les lésions caractéristiques de la bronchite capillaire, à des périodes différentes de son évolution. L'emphysème est très-prononcée, ce qu'il faut attribuer sans doute aux quintes de toux provoquées par la coqueluche. A part cela, les lésions sont celles que nous avons déjà si souvent signalées : membranes de la surface du poumon; lobules atélectasiés, environnés de vésicules pulmonaires dilatées; diminution de la crépitation, etc., etc.

L'oreille est examinée toujours avec la même attention.

La cavité tympanique renferme quelques grumeaux caséeux isolés de la muqueuse ou à peine adhérents. Ces grumeaux sont composés de leucocytes désagrégés et presque méconnaissables. La muqueuse paraît saine, elle n'est pas sensiblement hyperémiée.

Evidemment, cette otite approche de la guérison définitive, mais n'est point encore absolument guérie, et pourtant elle a duré déjà cinquante jours. Il en est de même de la suivante.

Obs. XVIII. — Rougeole. Bronchite capillaire. Mort. Otite moyenne, constatée seulement à l'autopsie. —

Mont... Maurice, âgé de 3 ans, est conduit à l'hospice de la Charité, salle Ste-Aline n° 30, le 29 mai 1873. Cet enfant est atteint d'une bronchite, qui s'est manifestée en même temps qu'une éruption rubéalique, disparue depuis un mois environ. Il est impossible d'obtenir des renseignements plus précis.

Aujourd'hui l'état du petit malade est très-grave, la toux est très-fréquente, la respiration difficile. Le pouls petit, très-rapide. La face est pâle, les lèvres sont cyanosées.

L'auscultation décèle des râles sonores et surtout des râles muqueux, à fines bulles disséminés dans toute l'étendue des deux poumons.

L'appétit est nul, la langue est sèche, rouge. On voit sur les lèvres quelques points de muguet, que l'on fait rapidement disparaître avec un collutoire au borax. Les selles sont légèrement diarrhéiques. Le ventre est souple, indolent.

Les jours suivants, l'état de l'enfant ne s'est pas amélioré, il succombe le 5 juin.

L'autopsie permet de voir les lésions habituelles de la broncho-pneumonie.

L'examen de l'oreille moyenne fait voir à droite la cavité tympanique, remplie d'un liquide muco-purulent. A gauche, on trouve une masse assez consistante formant des grumeaux blancs, grisâtres, constitués par des globules purulents en dégénérescence graisseuse.

Ici la lésion a évolué différemment à droite et à gauche. Nous avons déjà vu un semblable exemple.

CHAPITRÉ IV.

Quoique l'otite morbilleuse soit ordinairement bénigne, et ne se manifeste point par des symptômes inquiétants il n'est pas inutile de surveiller sa marche, et, s'il est possible, de la faire évoluer suivant le mode de guérison le plus rapide et le plus favorable.

Au début de la rougeole, il serait difficile d'arrêter sur la muqueuse de l'oreille, comme sur toutes les autres, cette inflammation qui est pour ainsi dire un symptôme constant, nécessaire de la maladie. Aussi, considérons-nous comme inutile, toute saignée locale, et tout révulsif de quelque nature qu'il soit.. S'il y avait des douleurs violentes, les applications émollientes seraient indiquées, mais comme, à cette période du moins, il n'y a jamais d'accidents locaux, on peut dire que tout traitement est superflu.

Il n'en est pas ainsi plus tard, lorsque la rougeole a subi son évolution complète, lorsque le catarrhe des muqueuses tend à disparaître, on peut essayer d'arrêter dans la caisse du tympan, la marche de l'inflammation si quelque signe permet de supposer qu'elle ne tend pas à la guérison. Les moyens à employer sont indiqués suivant les cas, nous n'y insistons pas.

Mais à toutes les périodes de la maladie, il est une indication importante qu'il ne faut jamais oublier. C'est de donner un libre écoulement aux produits de l'inflammation ; tant qu'ils sont facilement expulsés, il n'y a ni accidents locaux, ni accidents généraux d'aucune sorte. Il faut donc maintenir toujours perméable la trompe d'Eustache et pour cela on peut même, chez les enfants, employer le procédé de Toynbee. Il consiste à provoquer des mouvements de déglutition après avoir préalablement pratiqué l'occlusion des fosses nasales ; chose facile si l'on fait boire les enfants d'une main, en serrant de l'autre les ailes du nez. Il se fait alors une véritable aspiration du contenu de la caisse ; aspiration qu'il est facile de constater sur soi même. Elle a le double avantage de renouveler l'air de la caisse, ce qui est, dit-on, d'une haute importance, et de favoriser le cheminement des mucosités dans la trompe d'Eustache.

Nous sommes convaincu que c'est grâce à ce procédé fort simple, que nous avons prévenu la perforation du tympan, chez l'enfant qui fait le sujet de l'observation suivante.

Obs. XIX. — Gué... J.-Marie, âgé de cinq ans, entre à l'hospice de la Charité, salle Ste-Aline n° 13, le 21 juin 1873.

Il est malade depuis plusieurs mois. Ses membres inférieurs enflent, dit-il, bien souvent. En effet, il y a un œdème manifeste autour des malléoles. En même temps il y a une légère bouffissure de la face. On examine les urines, elles renferment une notable quantité d'albumine. Mais les parents ne peuvent donner aucun renseignement sur l'origine de la maladie.

30 juin. Il n'y a pas d'amélioration bien évidente, l'albumine n'a pas sensiblement diminué.

1er juillet. L'enfant est atteint de rougeole. La maladie suit sa marche régulière, seulement la toux est fréquente et la dyspnée extrême.

Le 13. Le petit malade accuse une céphalalgie vive, localisée surtout à droite. La pression au pourtour du conduit auditif externe est très-douloureuse, la mastication elle-même arrache des cris. Eclairés par les autres observations, nous pensions voir la membrane du tympan se rompre et une fistule purulente s'établir. C'est alors que nous pratiquâmes chez lui l'aspiration de la caisse en employant le procédé indiqué plus haut. Cette manœuvre fut répétée plusieurs fois dans le même jour. Le lendemain les douleurs avaient déjà diminué, et après quatre jours de ce traitement mécanique, tous les symptômes de l'inflammation avaient disparu.

L'enfant succombe à sa bronchite capillaire compliquée d'œdème, le 27 juillet.

Nous n'insistons ni sur les lésions pulmonaires, ni sur les lésions rénales. Nous ne voulons signaler que les altérations inflammatoires de l'oreille moyenne. qni sont évidentes.

A droite et à gauche la cavité tympanique est remplie d'un liquide purulent jaunâtre très-abondant.

Les extravasations sanguines sont encore visibles. On ne pratique pas d'examen microscopique.

Ce succès nous a inspiré une grande confiance dans ce procédé, et nous n'hésiterons pas à l'employer à l'occasion. Il a, d'ailleurs, le mérite d'être simple et essentiellement pratique.

Nous osons espérer qu'en l'employant avec soin dès le début de la maladie, on pourrait prévenir bon nombre de perforations de la membrane du tympan et éviter ainsi aux malades des douleurs atroces.

Si pourtant, malgré ce traitement préventif, la trompe vient à s'oblitérer, si les produits inflammatoires sont assez abondants pour remplir la caisse, s'il y a des douleurs péri-auriculaires violentes, des accidents généraux, il faut sans hésitation ponctionner la membrane du tympan. C'est une opération assez douloureuse, mais sans jamais provoquer d'accident grave, elle produit toujours un soulagement immédiat.

CONCLUSIONS.

1° Le catarrhe de l'oreille moyenne existe toujours dans le cours de la rougeole. On en rencontre à l'autopsie des traces incontestables.

2° Ce catarrhe est en général sans gravité, et il est même si bénin, que souvent aucun symptôme n'en fait constater l'existence pendant la vie.

3° Mais quelquefois il est plus grave, il s'accompagne de céphalalgie, de délire même, et la douleur ne disparaît que quand la membrane du tympan, perforé, peut donner issue aux produits de suppuration.

4° Des soins attentifs doivent, à notre avis, prévenir ce mode de terminaison. Il suffit de faire écouler au dehors le muco-pus accumulé dans la caisse. Ce qui est facile, même chez les enfants, par le procédé que nous avons indiqué.

A. Parent, imprimeur de la Faculté de Médecine, rue Mr-le-Prince, 31.

www.ingramcontent.com/pod-product-compliance
Ingram Content Group UK Ltd.
Pitfield, Milton Keynes, MK11 3LW, UK
UKHW021011120726
13693UKWH00005B/1914